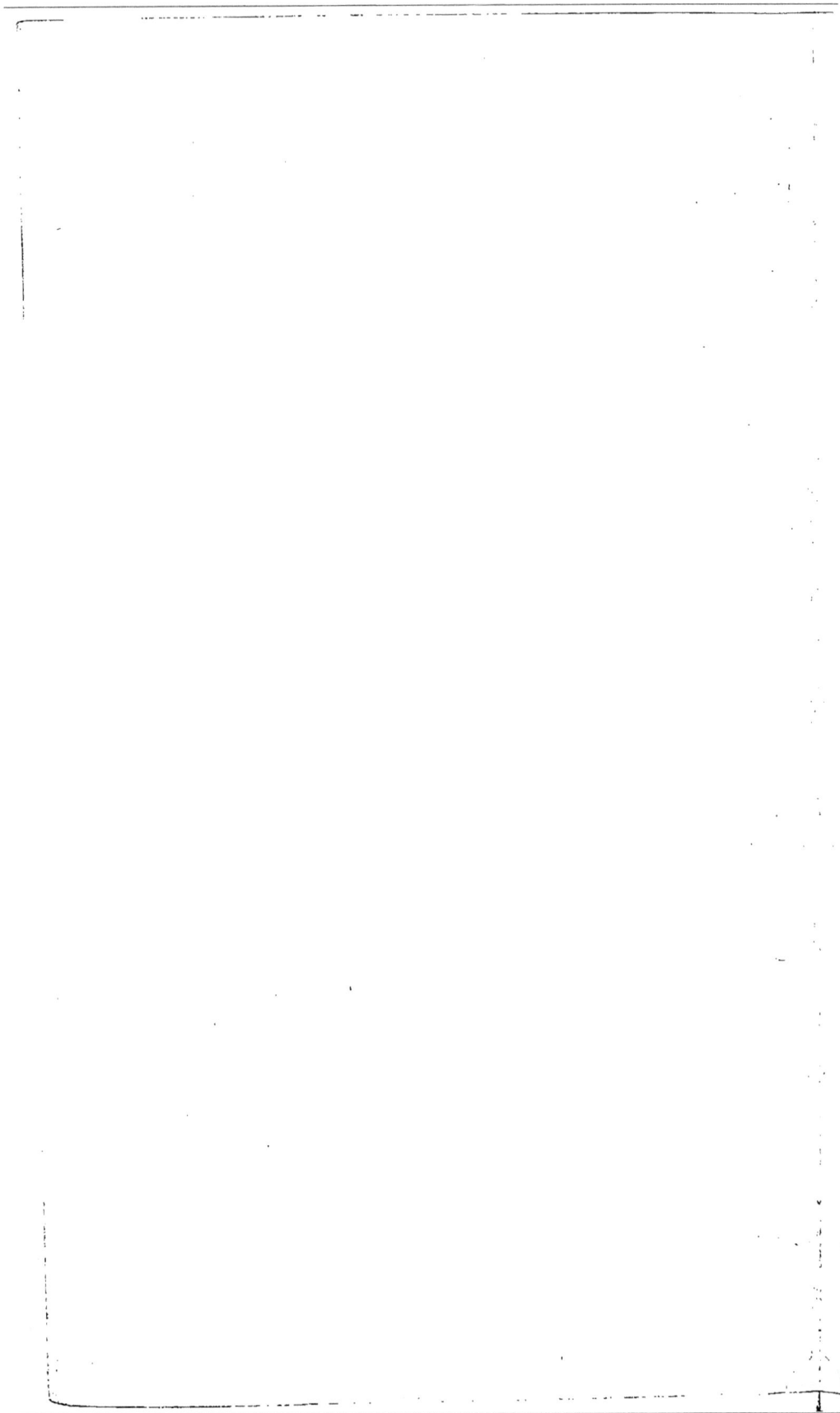

ÉDUCATION PHYSIQUE

DE

LA JEUNESSE

PAR LE

Dr LARGEAU

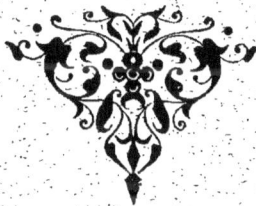

NIORT

IMPRIMERIE TH. MERCIER

1, rue Yvers, 1

——

1890

ÉDUCATION PHYSIQUE DE LA JEUNESSE

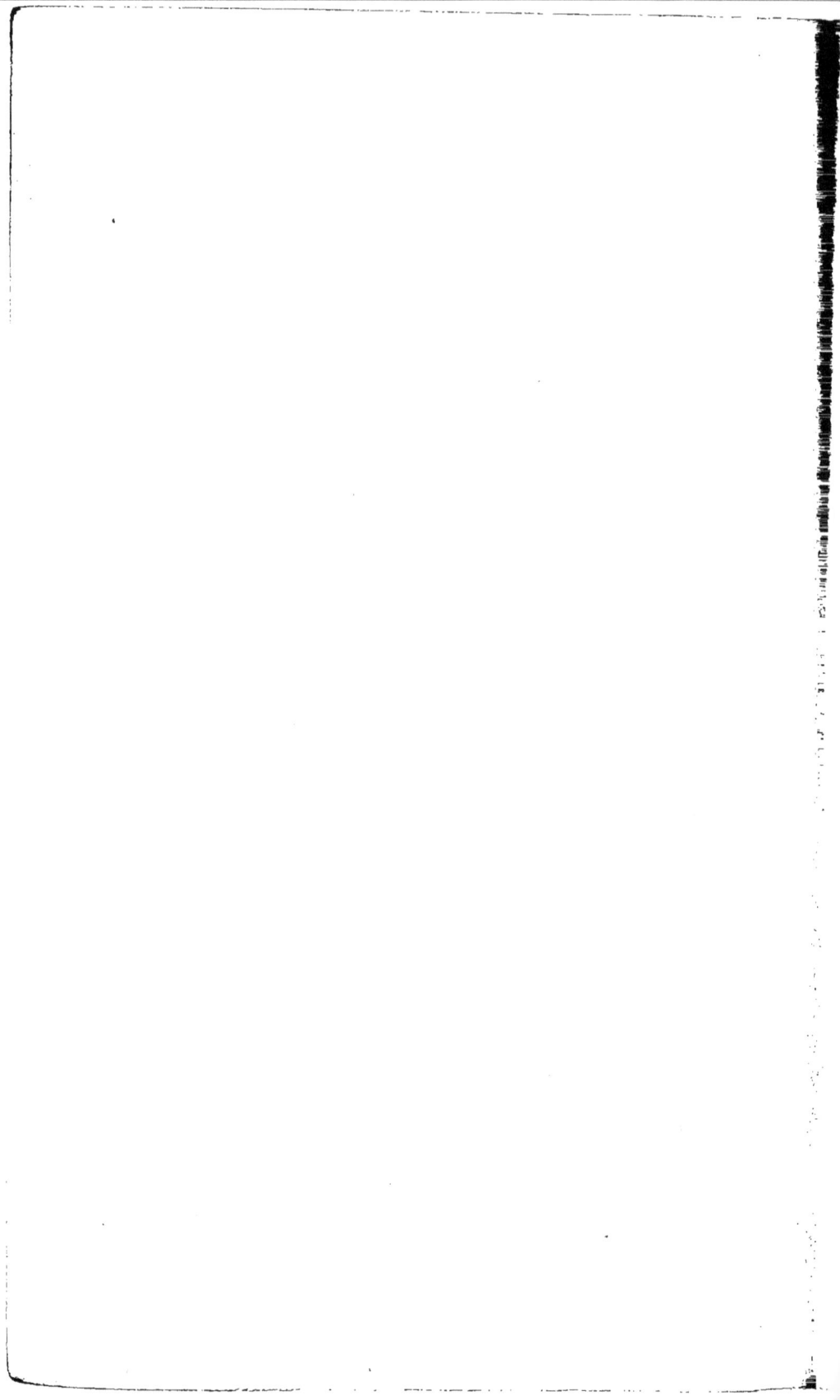

ÉDUCATION PHYSIQUE

DE

LA JEUNESSE

PAR LE

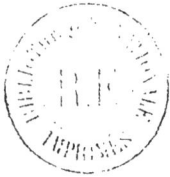

Dᴿ LARGEAU

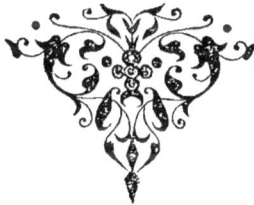

NIORT

IMPRIMERIE TH. MERCIER

1, rue Yvers, 1

—

1890

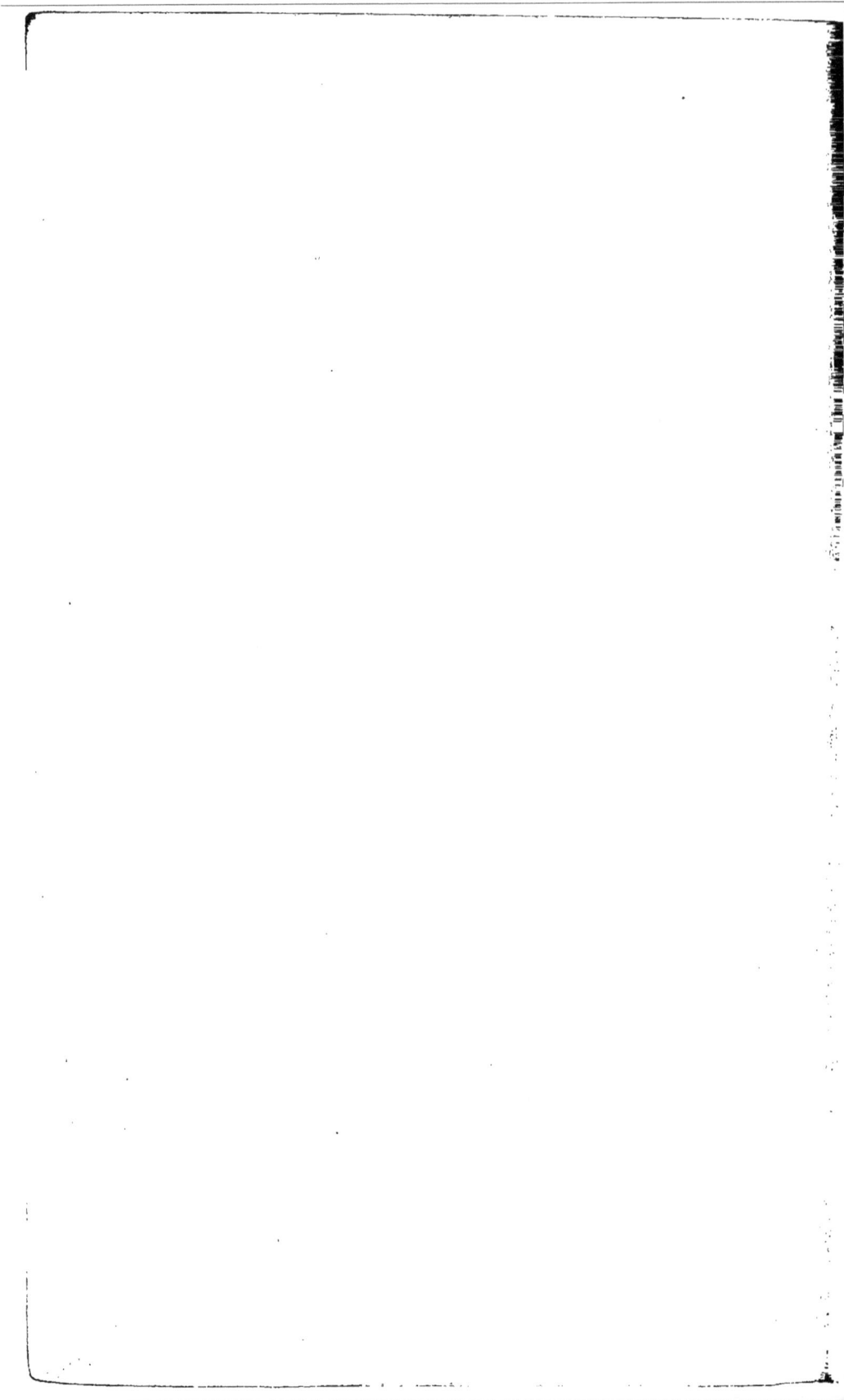

ÉDUCATION PHYSIQUE DE LA JEUNESSE

I

HYGIÈNE DU COLLÉGIEN

Jusqu'à l'âge de cinq ans environ, le jeune enfant vit d'une vie surtout animale ; on commence bien à le faire parler et lire, à éveiller son intelligence, mais tout cela n'est qu'un jeu auprès de ce qui l'attend. Sous le nom d'instruction, un long martyre va commencer pour lui qui ne finira qu'à la vingtième année, — car j'ai surtout en vue les enfants de nos Lycées et Collèges, ceux qu'on destine aux carrières dites libérales. — On va s'occuper presque exclusivement de son cerveau, le soumettre à un travail intellectuel énorme, à une sédentarité excessive incompatibles avec le maintien d'une bonne santé.

Sans doute, dans notre état social actuel, on a plus besoin du cerveau que des muscles, mais en sera-t-il toujours ainsi ? Les professions où conduisent les études classiques sont déjà tellement encombrées qu'elles ne peuvent pas nourrir ceux qui s'y livrent et que nombre de bacheliers deviennent des bureau-crates sans avenir ou de simples expéditionnaires. C'est en versant dans ses colonies le trop-plein de sa population que l'Angleterre évite l'encombrement. Il y a là un vaste champ pour l'activité humaine ; mais il faut pour cela des hommes non seulement intelli-gents, mais encore adroits et robustes. Le système d'éducation actuel ne saurait en produire. Il fait des littérateurs, des savants, des artistes, des cérébraux enfin, mais très peu d'hommes d'action. Il néglige le corps aux dépens de l'esprit.

En effet, dans la plupart de nos Lycées, sur vingt-quatre heures, vingt-deux se passent *intra muros*, en espace clos, à l'étude, en classe, au réfectoire ou au dortoir. Deux heures par jour sont consacrées aux récréations, à la vie en plein air. Pendant tout le reste du temps l'enfant est soumis à une véritable discipline militaire ; silence et immobilité, voilà la consigne. Les élèves externes sont à peu près au même régime : en dehors des classes, ils ont tant de devoirs et de leçons, qu'ils ont à peine le temps de manger. S'ils prennent quelque repos entre deux devoirs, c'est le plus souvent dans la maison même : on ne leur permettrait pas certes de sortir, d'aller jouer sur la place ou dans les jardins publics, on au-rait trop peur de les voir rentrer en sueur ou les vête-ments en lambeaux. En revanche, le dimanche et les jours de fête, on leur fait faire, en les tenant par la main et parés de leurs plus beaux habits, une longue promenade pendant laquelle il faut bien se tenir et ne pas avoir chaud. On croit bien faire en étouffant, en comprimant toutes les manifestations de son énergie physique et en dirigeant toutes ses forces actives vers l'étude.

Dix ans de ce régime aboutissent à supprimer chez le jeune homme tout ressort, toute volonté. Il sort du Lycée courbaturé du cerveau, fatigué, et, délivré de la prison scolaire, il n'aspire qu'à la vie d'étudiant où sa jeunesse s'épanouit dans la liberté. C'est alors qu'il pourrait le plus utilement employer son intelligence s'il n'en avait pas abusé déjà ; mais il aspire surtout au repos, à ne rien faire. Le café, la brasserie, le jeu et le reste, voilà ce qu'il préfère. Les sociétés de canotage, d'escrime, de paume, ne recrutent que très peu d'adhérents parmi les étudiants, parce qu'ils n'en ont pas pris l'habitude au Lycée. Ils n'en auraient pas d'ailleurs la force, pour la plupart. Tous sont plus ou moins atteints d'un mal que j'appellerais volontiers l'*anémie des collégiens*. On a parlé récemment du surmenage intellectuel et l'Académie de médecine elle-même s'est émue. Certes, il existe, et les bons élèves, par émulation, par amour-propre, arrivent à ce surmenage particulier qui résulte d'une fatigue cérébrale excessive ; mais le plus grand nombre y échappe, tandis que tous sont plus ou moins atteints de cette anémie qui résulte de la sédentarité et du défaut d'exercice en plein air.

Tout le monde sait que quand un grand nombre de personnes se trouvent réunies dans une salle on ne tarde pas à éprouver un malaise particulier, à être comme on dit *incommodé par la chaleur*. Cette sensation pénible est due beaucoup plus à l'altération de l'air qu'à l'élévation de la température. A un degré plus élevé elle peut s'accompagner de vertiges, de suffocations, de nausées. L'asphyxie et la mort en sont les derniers termes. « Pendant les journées de juin, des insurgés, pris les armes à la main, furent enfermés dans un souterrain des Tuileries. Ils étaient nombreux, le souterrain étroit ; quand on vint les délivrer, au bout de 24 heures, la moitié avait péri ». C'est que l'air d'une salle, quand il n'est pas renouvelé, devient peu à peu toxique : c'est un véritable poison. Non seulement il se dépouille de son principe vivifiant, l'oxigène, mais encore il se charge d'acide carbonique et de produits spéciaux mêlés à l'air expiré qui sont des poisons, comme l'ont démontré MM. Brown-Séquard et d'Arsouval.

Ces produits nuisibles existent toujours en proportion plus ou moins grande dans les locaux où il y a un grand nombre de personnes : l'air, en un mot, n'y est pas pur.

C'est ce qui arrive dans les études, dans les classes ou sont réunis un grand nombre d'enfants. L'air est médiocre, et cet air qui doit donner au sang, dans le poumon, ses qualités les plus précieuses, ne lui fournit plus qu'un aliment insuffisant. Le sang n'étant pas suffisamment oxygéné tout l'organisme s'en ressent : il y a une énergie vitale moindre dans tous les tissus et tous les organes.

Le séjour prolongé dans un air impur est donc une première cause d'anémie ; il faut y ajouter l'absence de lumière solaire et le mauvais fonctionnement du poumon.

L'action de la lumière sur les plantes est bien connue. Il est démontré aussi qu'elle agit d'une façon très active sur les micro-organismes de l'air. Elle influe aussi certainement sur la nutrition de nos tissus et l'anémie des mineurs en est la preuve.

Le mauvais fonctionnement des poumons résulte de la position de l'enfant qui écrit ou qui lit. Les épaules fixées par les bras appuyés sur la table empêchent la dilatation du sommet du poumon. L'air y pénètre moins bien ; il y a là une véritable stagnation et par suite la circulation y est mauvaise. Le terrain est tout préparé pour le bacille de la phtisie, cet ennemi redoutable des confinés et des surmenés. Que de jeunes gens ne voit-on pas qui, fatigués à la fin de leurs études, et voulant de nouveau se remettre au travail pour concourir aux grandes écoles du gouvernement, deviennent phtisiques et meurent dans la fleur de leur jeunesse ou vivent avec une santé précaire à la merci de la première épidémie qui passe. Ne l'avons-nous pas vu récemment pour la grippe. Elle a emporté presque exclusivement les vieillards et les débilités.

On peut donc dire que quand le poumon va tout va. Circulation, digestion, travail musculaire, fonctions cérébrales, tout cela ressent la bienfaisante influence d'un sang chargé d'oxigène. Après une journée passée à la campagne le corps est plus agile, l'appétit meilleur, le sommeil parfait, l'esprit libre et joyeux.

Nos lycéens n'ont pas assez d'air pur, il n'en pénètre pas assez chaque jour dans leur poitrine ; ils ne prennent pas assez d'exercice et si l'on n'y prenait garde l'intelligence elle-même s'obscurcirait, le cerveau étant irrigué par un sang pauvre et peu oxigéné.

Heureusement le mal est connu, on cherche le

meilleur remède à appliquer et l'Université elle-même est à la tête du grand mouvement qui se produit en faveur de l'éducation physique de la jeunesse. Elle a beaucoup fait déjà. Elle fera plus encore.

II

LA GYMNASTIQUE ACROBATIQUE

Depuis bien longtemps on a compris l'utilité de l'éducation physique, mais les méthodes d'enseignement ont été très variées.

Dans la Cité antique, la gymnastique avait une importance capitale. Athènes avait trois gymnases : le Lycée, le Cynosarque et l'Académie, où l'on formait des soldats et des athlètes et où l'on enseignait la gymnastique médicale. Avec la décadence des civilisations grecque et romaine, les gymnases furent remplacés par les cirques, les théâtres et les combats sanglants des gladiateurs. Le moyen-âge lui aussi formait la jeunesse pour la guerre : ce fut le beau temps des tournois, de l'équitation et de l'escrime. Vinrent ensuite les XVIIe et XVIIIe siècles, périodes littéraires et philosophiques, où les exercices du corps devinrent l'objet de l'indifférence et même du mépris général.

Cependant, vers la fin du siècle dernier, des gymnases s'élevèrent en Allemagne, en Suède, en Danemarck pour favoriser le développement du corps. Un Espagnol, le colonel Amoros, apporta chez nous les méthodes qui sont encore en pratique aujourd'hui. Par une ingénieuse série de mouvements, par des appareils compliqués : échelles, cordes, poulies, roues, leviers, dynamomètres, etc., on agissait sur la plupart des groupes musculaires du corps et l'on pensait ainsi donner aux collégiens la force et la souplesse qui leur manquait. Ce système, qui parut admirable, fut adopté par le Conseil supérieur de l'instruction publique et généralisé à toutes les écoles de France.

Tous ceux qui, depuis quarante ans, y ont été élevés, se rappelleront ce qu'on leur enseignait sous le nom de gymnastique pendant deux heures par semaine.

Rangés en file près du portique, les élèves attendent leur tour pour aller un à un faire l'exercice exécuté par le professeur. Encore engourdi par l'immobilité de la classe, l'enfant se hisse péniblement jusqu'à la barre du trapèze, tourne et revient à sa place. Pendant toute la durée de la leçon, il aura pu faire un ou deux exercices au trapèze ou à la barre fixe, à l'échelle ou à la corde à nœuds ; il pourra certes rentrer à l'étude sans changer de vêtements, il ne sera pas couvert de sueur. Ajoutez à cette gymnastique acrobatique les exercices d'assouplissement qui consistent en mouvements d'ensemble de la tête, des bras et des jambes ; les exercices militaires à la mode depuis quelques années, et vous aurez le total de ce qu'on fait actuellement pour la culture du corps. Tout a progressé dans l'enseignement des lettres et des sciences, la gymnastique scolaire seule est restée dans l'enfance.

Telle qu'elle est, elle est inefficace et insipide ; bien plus, si elle était pratiquée d'une façon suivie, elle serait dangereuse.

Inefficace, car il est démontré que le plus grand nombre des élèves n'en profite pas ; pour deux qui, exceptionnellement doués, arrivent à faire les exercices les plus difficiles, dix sont incapables de faire même un *rétablissement* à la barre fixe. Or, il ne s'agit pas de produire des athlètes ou des gymnastes émérites, en développant au maximum les qualités de quelques-uns, mais on doit donner à tous un corps souple et sain.

Insipide, car au lieu d'être un repos pour des enfants qui sortent de la classe, elle est une corvée nouvelle fertile en punitions. Là encore, entre les exercices, règne l'immobilité et le silence. Les difficultés qu'elle présente exigent une forte tension d'esprit, une dépense d'influx nerveux qui sont une fatigue nouvelle pour eux. Est-il étonnant que la plupart y aillent sans entrain ou même avec répugnance : il semble qu'on ait pris à tâche d'en supprimer tout ce qui pourrait la rendre attrayante.

J'ajoute qu'elle serait dangereuse si elle était pratiquée sérieusement. En effet, au moment où le corps se développe le plus, de dix à quinze ans, il ne faut pas demander à des tissus encore mous et peu résistants des efforts très violents. Loin de grossir les muscles, on les amaigrit et on les use. Les chevaux qu'on attelle trop tôt restent petits et sont atteints souvent de *tares* qu'on ne peut plus guérir. Laissez-les, au contraire, vivre librement dans les pâturages, courant à leur gré, se reposant quand ils en sentent le besoin, vous les verrez atteindre vers l'âge de six ou sept ans le maximum de la taille et de la force que comporte leur race. C'est alors que l'on pourra, par un entraînement convenable, leur demander un travail quelquefois énorme, leur donner une résistance extrême à la fatigue.

Ce que l'on fait pour les poulains, il faut le faire pour l'enfant. Jusqu'à son développement complet, il n'a besoin d'aucun exercice très violent ou très prolongé ; non-seulement on arrêterait ainsi la croissance, mais encore on le déformerait au lieu de l'embellir. Pendant cette période, il faut s'adresser à tout l'organisme et non pas à un groupe déterminé de muscles ; ne pas cultiver tel exercice à l'exclusion de tel autre, mais faire pratiquer tous ceux qui mettent le mieux en jeu tous les muscles du corps, qui font entrer le plus d'air dans la poitrine.

On peut faire les mêmes reproches aux exercices militaires. Ennuyeux comme toutes les manœuvres méthodiques et commandées, ils ne servent à rien pour plus tard, car ils n'ont jamais pu être pratiqués avec la rigueur et la précision militaires. Ils conviennent aux adultes et non pas aux enfants. Il est certain, d'ailleurs, que si le jeune homme arrive au régiment adroit et vigoureux, il apprendra en quelques mois avec la plus grande facilité toutes les manœuvres ; il n'est pas besoin pour cela qu'il ait commencé dès l'enfance. Parce qu'un enfant sait tirer avec une carabine Flobert, il ne sera pas forcément de première force à vingt ans au fusil Lebel.

En résumé, si la gymnastique difficile, avec appareils, convient comme perfectionnement à ceux qui ont achevé leur développement musculaire, elle est mauvaise pour les enfants et les adolescents. A ceux-là il faut d'abord de l'air et de la lumière en quantité suffisante et ensuite une gymnastique simple, naturelle et amusante.

III

LA GYMNASTIQUE PAR LES JEUX

La gymnastique qui convient le mieux aux enfants et aux adolescents, ce sont les jeux. Dès les premiers mois de la vie, l'enfant joue et ses parents s'efforcent de l'amuser ; la grand-mère retrouve pour lui la gaieté de ses jeunes années, et quand il ne joue pas, quand il devient triste, c'est que quelque chose souffre dans son organisme, c'est qu'il est malade. Ce besoin d'activité, il faut le satisfaire, le cultiver avec soin, comme une fleur précieuse, et non pas l'étouffer et le flétrir par une culture en serre chaude.

Le jeu, simple dans les premières années, devient peu à peu plus compliqué. Il y faut alors plus d'effort, plus d'application. Enfin, de quinze à vingt ans, pour qu'il soit intéressant, il est nécessaire qu'on n'y puisse exceller qu'après une assez longue pratique, qu'il soit difficile, en un mot.

Tous doivent être pratiqués en plein air, en pleine lumière, pour que leur effet hygiénique soit complet.

Tous doivent être libres, pour être amusants et vraiment utiles. Le rôle du maître qui assisterait aux jeux et s'y mêlerait au besoin se bornerait à apprendre les règles, à calmer l'ardeur trop grande des uns, à encourager les autres.

La supériorité des jeux de plein air sur les autres sortes de gymnastique, c'est que chacun y donne ce qu'il peut donner : les uns plus, les autres moins, selon leurs forces. Il s'établit peu à peu une sélection parmi les enfants. Les rôles les plus difficiles sont confiés aux plus adroits. C'est ainsi que dans les collèges anglais on forme peu à peu une équipe de rameurs ou de cricketeurs pour les concours annuels.

Il n'est pas besoin d'ailleurs d'aller chercher en Angleterre des jeux de plein air. Il y en a des centaines dans notre France lumineuse et gaie ; il suffit de le vouloir pour les faire revivre.

Pour les enfants : les jeux de *boules*, de *quilles*, le *cerceau*, le *volant*, les *barres ;* les différents jeux de *balle* et de *ballon*, *saute-mouton*, les jeux de poursuite du *lièvre et des chiens*, etc., etc., sont une gymnastique amusante et saine dans laquelle en une heure l'enfant dépense plus d'activité qu'il n'en emploie en quinze jours d'exercices aux appareils.

Pour les jeunes gens, il y a pour les mauvais jours de l'hiver : l'*escrime*, la *lutte*, la *boxe française*, la *danse* même, qui, pratiquée dans des salles bien aérées et en plein jour, est un excellent exercice ; pour les beaux jours, le *canotage*, les jeux de *ballon*, de *paume*, le *vélocipède*, l'*équitation*, les *courses à*

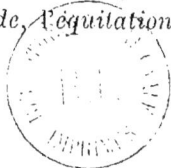

pied, etc. Je pourrais en citer bien d'autres qui ne nécessitent aucuns frais et peuvent se jouer partout et en toute saison.

Mais pour qu'une pareille gymnastique devienne possible, il faut deux choses capitales : du temps et de l'espace.

Comme je l'ai montré, nos lycéens n'ont que deux heures de récréation sur vingt-quatre. Ils sont enfermés onze heures par jour. Or, quel adulte dans la force de l'âge, quel homme d'affaires, quel comptable pourraient travailler pendant si longtemps. S'ils travaillaient pendant toute la durée des classes et des études, ils seraient malades au bout de trois mois; s'ils ne travaillent pas pendant tout ce temps, à quoi bon les garder enfermés.

Je crois donc que six à sept heures de travail réel par jour sont suffisants et que l'élève qui saura bien les employer arrivera très bien au baccalauréat. Si, en outre, on supprime la gymnastique actuelle et les exercices militaires, on arrivera à pouvoir disposer de quatre heures par jour pour les exercices du corps. Ajoutez qu'avec la diminution des heures d'études et de classes, les congés si fréquents du jeudi et du dimanche ne seraient plus nécessaires et les vacances pourraient être raccourcies sans inconvénient. Ayant plus de loisirs, nos lycéens ne sentiraient plus aussi vivement ce besoin de liberté qui leur arrive dès le commencement de juillet et qui rend souvent ce dernier mois lui-même sans profit pour leur instruction.

Quatre mois au moins sur douze sont perdus dans le système actuel : l'instruction et la santé en souffrent. Il est à la fois mauvais pour l'intelligence et pour le corps.

Si le temps manque, l'espace manque aussi. Les lycées construits depuis vingt ans ont presque toujours été placés au milieu des villes. Au même prix on aurait eu dans la campagne des terrains dix fois plus vastes, où les enfants auraient pu courir et respirer à l'aise loin de l'atmosphère malsaine des villes. Un quart d'heure de marche avant et après les classes seraient déjà un excellent exercice pour les enfants. Mais il n'est pas impossible de trouver à une petite distance de la ville des terrains découverts, sortes de champs de manœuvres, où les enfants pourraient s'amuser et jouer aux jeux de leur âge.

Les Associations d'anciens élèves, les municipalités, les parents même doivent s'occuper de ces questions, car attendre que les réformes viennent de l'Etat, c'est souvent perdre son temps. Il a déjà beaucoup fait pour l'instruction et il ne faut pas trop lui demander.

C'est aux parents à comprendre la nécessité de réformes qui intéressent la santé et l'esprit de leurs fils. Mais, occupés de leurs affaires, ils s'occupent peu en général de l'instruction et pas du tout de l'éducation physique de leurs enfants. Ils sont souvent bien plus routiniers que les maîtres et c'est d'eux que vient souvent l'opposition la plus vive aux méthodes nouvelles. N'ayant en vue que le baccalauréat, il leur apparaît comme une terre promise où il faut entrer et qui ouvre toutes les portes. Ils sont satisfaits quand on ajoute un nouveau livre, une nouvelle science à tout ce qui existe déjà. De là vient une telle surcharge de programmes, qu'à la fin des études le bachelier a une notion superficielle de beaucoup de choses, mais ne sait rien à fond. Il a appris le latin, mais il est incapable de l'écrire correctement ou de comprendre une ode d'Horace ; il a appris l'allemand, mais il ne saurait pas à Berlin demander son chemin dans la rue. Les résultats donnés par le baccalauréat actuel sont tels qu'on a parlé de le supprimer ; mais il est admis par la majorité des universitaires qu'il présente beaucoup plus d'avantages que d'inconvénients. Au moins faudrait-il en alléger le programme et le rendre moins encyclopédique.

Peut-être alors trouverait-on un moyen de consacrer à l'éducation physique de l'enfant, à sa santé, quelques heures par jour.

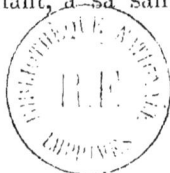

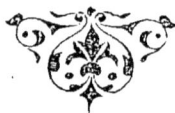

www.ingramcontent.com/pod-product-compliance
Lightning Source LLC
Chambersburg PA
CBHW060500200326
41520CB00017B/4859